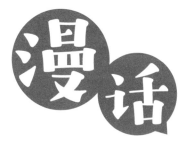

刘连科 吴菁 张明辉 ____ 主编

肿瘤药物临床试验

化学工业出版社

·北京·

内容简介

本书以患者视角为切入点，以一个临床故事为背景，采用漫画的形式，模拟患者参加药物临床研究的过程，用通俗易懂的语言介绍药物临床研究，旨在对愿意了解药物临床试验的患者及其家属、普通大众，以及相关的医务工作者、科技工作者提供帮助。希望本书有助于提高大家对药物临床试验的认识和理解。

图书在版编目（CIP）数据

漫话肿瘤药物临床试验/刘连科，吴菁，张明辉主编. —北京：化学工业出版社，2023.9
ISBN 978-7-122-43707-5

Ⅰ.①漫…　Ⅱ.①刘…②吴…③张…　Ⅲ.①肿瘤-临床药学-药效试验-普及读物　Ⅳ.①R979.1-49

中国国家版本馆CIP数据核字（2023）第116722号

责任编辑：满孝涵　　　　　　　　　　装帧设计：史利平
责任校对：王鹏飞

出版发行　化学工业出版社
　　　　　（北京市东城区青年湖南街13号　邮政编码100011）
印　　装：中煤（北京）印务有限公司
880mm×1230mm　1/32　印张2¾　字数42千字
2024年1月北京第1版第1次印刷

购书咨询：010-64518888　　　　　售后服务：010-64518899
网　　址：http://www.cip.com.cn
凡购买本书，如有缺损质量问题，本社销售中心负责调换。

定　　价：49.80元　　　　　　　　版权所有　违者必究

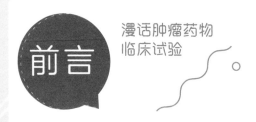

前言

漫话肿瘤药物
临床试验

　　临床试验指以人体（患者或健康受试者）为对象的试验，意在发现或验证某种试验药物的临床药学、药理学以及其他药效学作用、不良反应，或者试验药物的吸收、分布、代谢和排泄，以确定药物的疗效与安全性的系统性试验。没有临床试验，特别是药物临床试验，临床医学将无法取得进展，临床常规治疗也只能停滞不前。

　　虽然，目前药物临床试验已逐步走进公众的视野，越来越多的患者接受了药物临床试验，但是患者的数量仍然远远不能满足当下临床试验发展的需要。究其原因，大多数患者对药物临床试验的认识和了解不够详细，甚至存在误区、存在偏见。以至于许多符合条件的患者，当药物临床试验的机会摆在自己面前的时候，会很犹豫，无法做出选择。提高对药物临床试验的认识和理解，需要医务工作者和患者都做出更多的努力。

　　本书采用图文结合的形式，用通俗易懂的语言，以肿瘤药物临床试验故事为主线，旨在为愿意了解药物临床试验的患者及其家属、普通大众，以及相关的医务工作者、科技工作者提供帮助。希望本书有助于提高大家对药物临床试验的认识和理解。

漫话肿瘤药物
临床试验

目录

第一集

晚期肺癌的
临床表现

肺癌的临床表现与原发部位病变、区域侵犯、转移侵犯密切相关。根据原发部位，肺癌可分为中央型和周围型，中央型（或支气管内肿瘤生长）表现为咳嗽、咳痰、痰中带血或咯血、呼吸困难、肺炎伴有发热和咳嗽（继发于梗阻）、哮鸣（通常为单侧）、喘鸣等；周围型表现为胸痛、咳嗽、肺炎、呼吸困难等（与胸膜或胸壁受侵犯相关）。肺癌出现区域侵犯表现为声嘶（喉返神经被压迫）、吞咽困难（食管压迫）、呼吸困难（胸腔积液、气管/支气管阻塞、心包积液、膈神经被压迫、淋巴管浸润、上腔静脉综合征）、霍纳综合征（交感神经麻痹）等。常见的转移部位有骨、肝脏和脑部。骨转移可表现为运动或负重时疼痛加重，夜间常常更明显，重者可出现骨折。肝脏转移可表现为右季肋区疼痛、黄疸、精神状态改变等。脑转移可表现为颅内压增高、精神状态改变、癫痫、运动和感觉障碍。

上午十点钟，王大爷家里传出了阵阵咳嗽声。

王大爷已经断断续续咳嗽一个多月了，他的老伴儿李大妈性子急，忍不住责备起老王来。

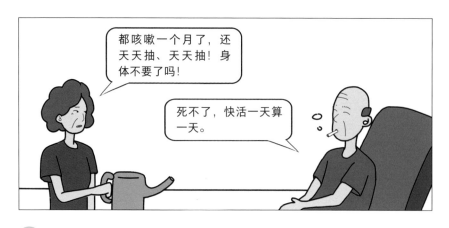

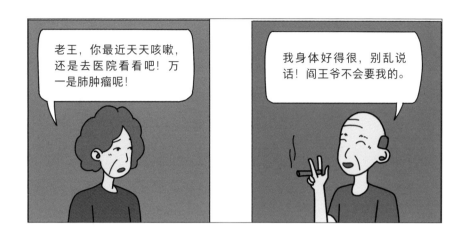

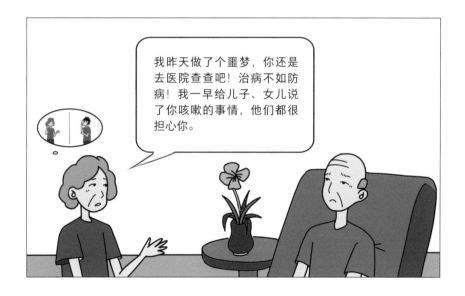

老王看着老伴忧愁的表情，心里咯噔一下，老伴的话也有道理，万一自己的肺真的有毛病了怎么办！

老王一边犹豫要不要去医院，一边深深地吸了一口烟，吐出烟雾后，老王剧烈地咳嗽了几声，随后吐出一口痰。

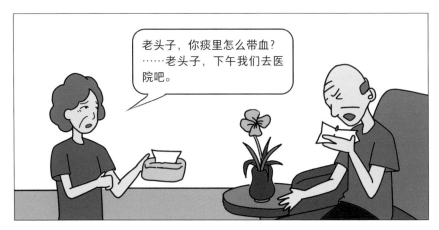

看到自己痰中有血，老王紧张起来，终于答应老伴儿去医院检查身体。

结语

除了上述的临床表现以外，肺癌还可以出现副肿瘤综合征，可表现为肥大性肺性骨关节病、高钙血症、皮肌炎、高凝状态、男子乳腺发育等。这些症状的出现，有助于肺癌的诊断。

不同部位的晚期恶性肿瘤，会产生相应的临床表现。

第二集

检查与诊断

　　一旦患者出现恶性肿瘤的临床表现或实验室检查异常值，临床医生会根据患者的具体情况，进行进一步的实验室和影像学检查。肺癌常用的实验室检查有血常规、肝肾功能，以及肿瘤标志物等。影像学相应的检查方法有CT、MR、PET-CT、骨ECT等。

　　下午，老王与李大妈在儿子的陪同下，一起来到了一家医院，走进门诊大厅。老王很少生病，几乎从不来医院，站在干净整洁的门诊大厅前，他此时的心情还比较轻松。

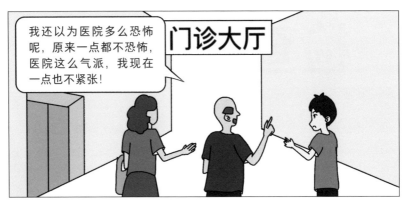

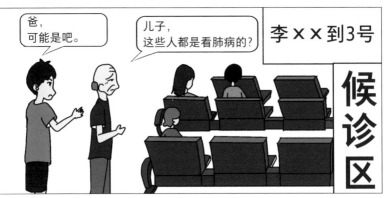

等待了一个小时，终于轮到老王进入诊室。一家人进入诊室后，看到了一位和蔼可亲的医生。

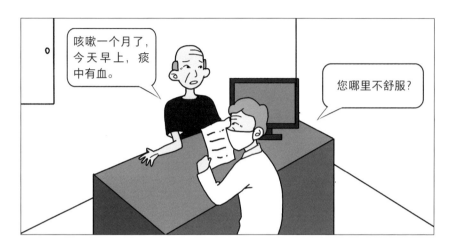

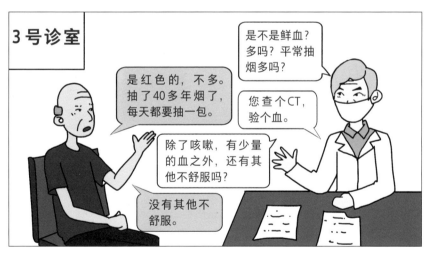

不久，老王的儿子拿到检查结果，血液检查报告显示肿瘤标志物指标稍升高；CT检查报告显示，考虑右上叶肺癌伴右肺门及纵隔多发淋巴结转移，两肺转移。第二天早上，一家人再次忐忑地来到医院。

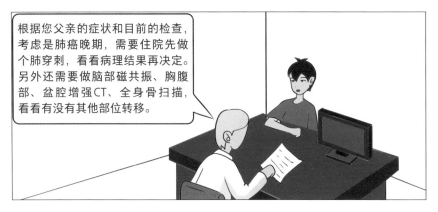

一周后，老王的儿子拿到了肺穿刺的病理报告。

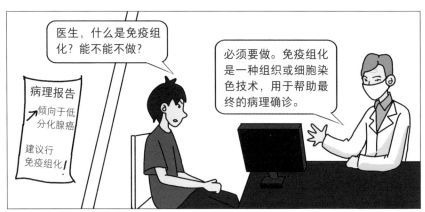

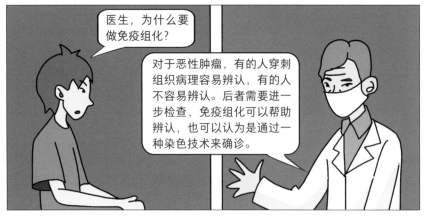

又过了几天，免疫组化结果出来了，老王的儿子来找医生。

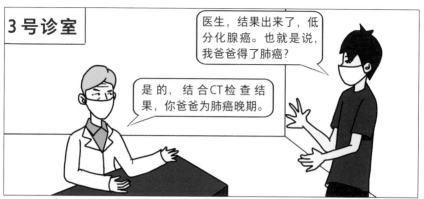

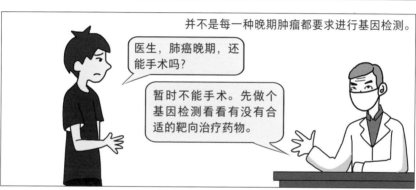

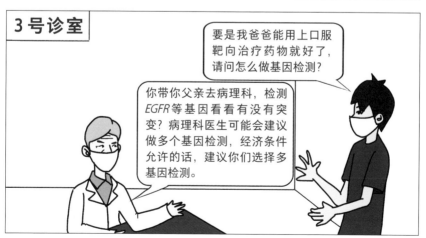

几天后，老王的基因检测结果出来了，结果显示老王并没有相关的基因突变。

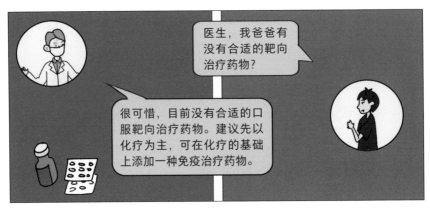

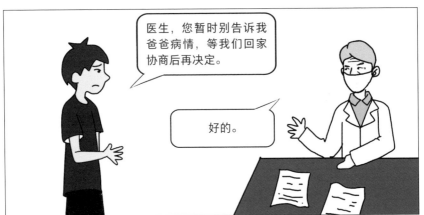

免疫组化是免疫组织化学技术的简称，是应用免疫学基本原理——抗原抗体反应，即抗原与抗体特异性结合的原理，通过化学反应使标记抗体的显色剂（荧光素、酶、金属离子、同位素）显色来确定组织细胞内抗原（多肽和蛋白质），对其进行定位、定性及相对定量的一项技术。

第三集

与患者进行
药物临床试
验谈话

老王被确诊为肺癌晚期，失去了手术机会。肺癌晚期常用的治疗方法是以化疗为基础的综合治疗，可以化疗联合靶向治疗，可以化疗联合免疫治疗，部分患者可以采用联合放疗。另外，少部分患者可以单用靶向治疗。值得各位患者及其家属关注的是，经常规标准治疗无效的肺癌患者可以参加药物临床试验。在当前阶段，临床医生应该鼓励肺癌患者（包括其他恶性肿瘤）参加药物临床试验。

经一段时间以化疗为基础的综合治疗后，老王病情仍在进展。无奈之下，老王和他的儿子再次来找医生，来谈谈老王的治疗问题。

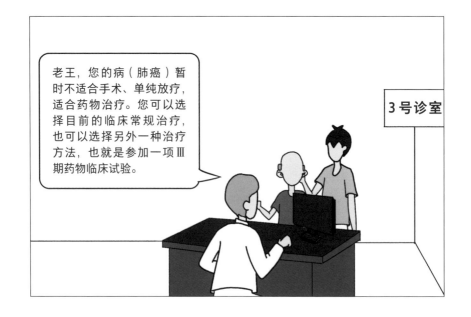

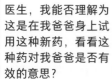

医生，我能否理解为这是在我爸爸身上试用这种新药，看看这种药对我爸爸是否有效的意思？

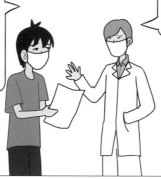

可以这么说，药物上市前，必须经过药物临床试验。

医生，我们不清楚常规治疗和药物临床试验有什么区别？

常规治疗，也就是指标准治疗。而药物临床试验，是在标准治疗的基础上，增加一种靶向治疗药物。

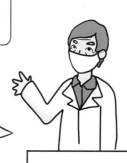

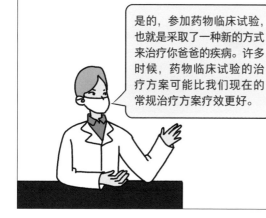

是的，参加药物临床试验，也就是采取了一种新的方式来治疗你爸爸的疾病。许多时候，药物临床试验的治疗方案可能比我们现在的常规治疗方案疗效更好。

参加药物临床试验，是不是采用一种新的治疗方法？

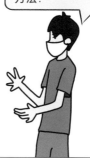

我明白了一些。医生，您能给我们介绍一下药物临床试验吗？

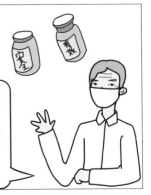

最简单的理解就是，一种新的药物，或者新的药物组合（两种或两种以上的药物），在人体上进行药物安全性和有效性验证的试验，主要是体内给药，部分药物也可以体表给药。

 ≠100% 有效

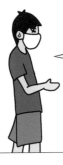

医生，这种新药一定有效吗？

不能肯定绝对有效。再说，目前在临床上，还没有100%有效的药物。

既然不能肯定一定有效，那么，新药是不是比现在的药好？

一般药物临床试验的新药可能比现有药物的疗效更好、更安全、更经济或更方便，参加临床试验的患者很有可能成为第一批受益者。

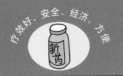

医生，我们是否一定要选择新药临床试验？

是否选择药物临床试验是由你们来决定的，不是必需的，你可以与家人商量一下。

老王一家人决定商量一下，是否参加药物临床试验。

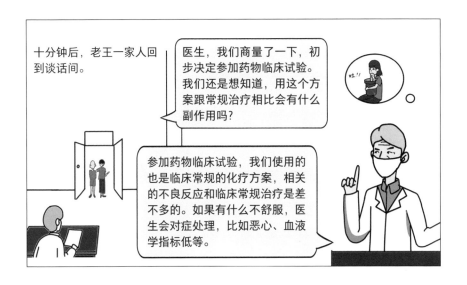

十分钟后，老王一家人回到谈话间。

医生，我们商量了一下，初步决定参加药物临床试验。我们还是想知道，用这个方案跟常规治疗相比会有什么副作用吗？

参加药物临床试验，我们使用的也是临床常规的化疗方案，相关的不良反应和临床常规治疗是差不多的。如果有什么不舒服，医生会对症处理，比如恶心、血液学指标低等。

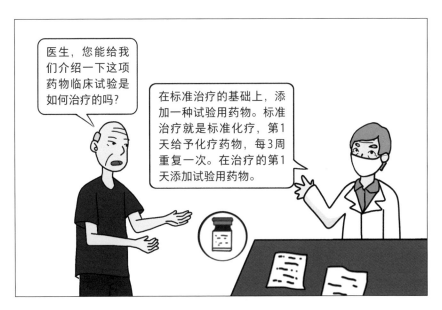

医生，您能给我们介绍一下这项药物临床试验是如何治疗的吗？

在标准治疗的基础上，添加一种试验用药物。标准治疗就是标准化疗，第1天给予化疗药物，每3周重复一次。在治疗的第1天添加试验用药物。

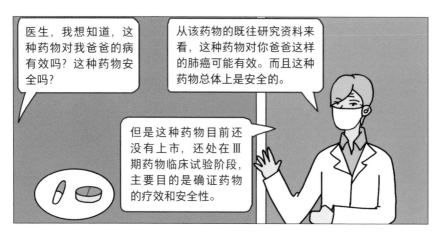

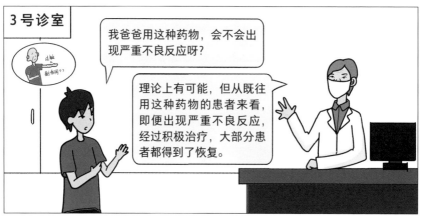

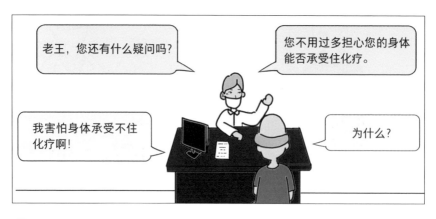

3号诊室

那我就放心了。

化疗药物的剂量是可以根据每个患者的实际情况来调整的，而且如果患者身体不符合用药条件，也一定会等身体恢复了再用药。每次用药前也都会做相关的检查，医生会看每一个检查结果，检查结果合格才会用药。

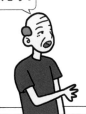
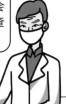

这时，老王的儿子又有了新的困惑。

大部分患者及家属，一开始都不太了解临床试验的分期。

医生，我听别人说过，临床试验分为好几期，那我爸爸参加的试验是几期？

小王，药物临床试验一共有 Ⅰ ~ Ⅳ 期，你爸爸参加的是Ⅲ期临床试验，Ⅲ期试验若证实这种药物安全、有效，这种药物就会被批准上市了。

Ⅰ　Ⅱ　Ⅲ　Ⅳ

医生，我爸爸用这种药物，我就放心了。

小王，由于Ⅲ期临床试验采用随机、双盲、对照研究，分为试验组、对照组，你爸爸进入试验后，用的药物不一定就是试验药物。

万一进入对照组，是不是意味着我爸爸没有用药物治疗？

不是的，对照组是有药物的，对照组也是标准治疗。

试验组 ？？ 对照组

Ⅲ期临床试验

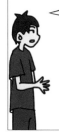
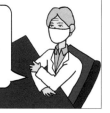
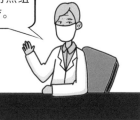

经过以上的讲解，老王一家人似乎对药物临床试验了解了一些。

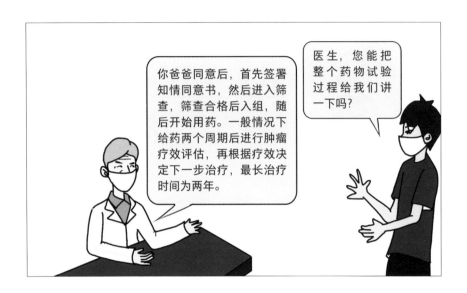

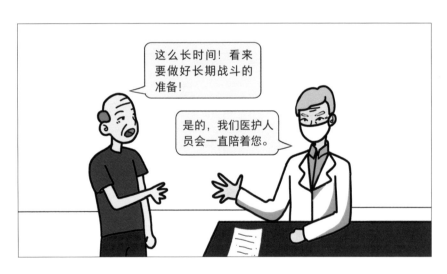

注：不是每一种试验药物都需要这么长的时间。

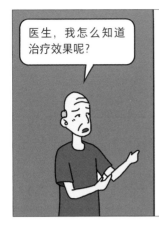

医生，我怎么知道治疗效果呢？

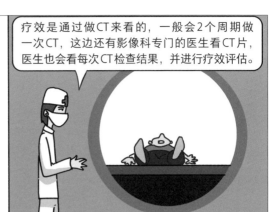

疗效是通过做CT来看的，一般会2个周期做一次CT，这边还有影像科专门的医生看CT片，医生也会看每次CT检查结果，并进行疗效评估。

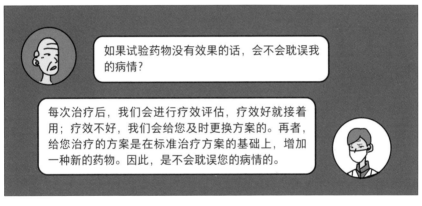

如果试验药物没有效果的话，会不会耽误我的病情？

每次治疗后，我们会进行疗效评估，疗效好就接着用；疗效不好，我们会给您及时更换方案的。再者，给您治疗的方案是在标准治疗方案的基础上，增加一种新的药物。因此，是不会耽误您的病情的。

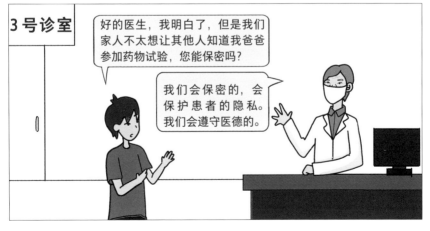

3号诊室

好的医生，我明白了，但是我们家人不太想让其他人知道我爸爸参加药物试验，您能保密吗？

我们会保密的，会保护患者的隐私。我们会遵守医德的。

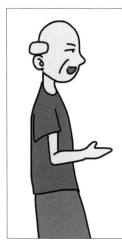

想到自己既可以治病，又可以为医学做贡献，老王笑了。老王与家人详细地交谈后，一致同意参加药物临床试验。

贡献、高尚

结语

　　签署知情同意书之前，研究者或者指定研究人员（主要是研究医生）应当给予受试者或其监护人充分的时间了解将参加的药物临床试验的详细情况。并且研究者应详尽回答受试者或其监护人提出的与临床试验相关的问题，最终做到受试者或其监护人充分知情。

第四集

签署知情同
意书

签署知情同意书是药物临床试验前一个极其重要的环节。知情同意书是研究者与受试者谈话的文件证明，不仅仅是受试者的同意和接受，更为重要的是，它可以对受试者的权益起到很好的保护作用。

为了更好地保护患者（受试者）的权益，患者需要签署知情同意书。因此，老王也需要签署知情同意书。

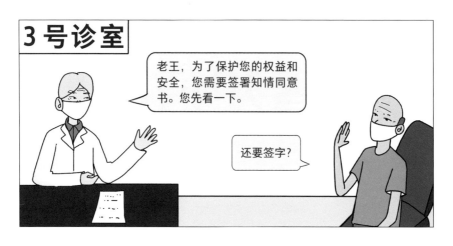

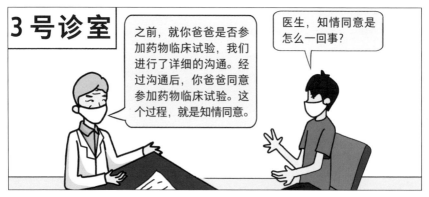

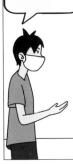

那什么是知情同意书?

知情同意书,顾名思义,是知情同意的书面证明,也是一种医学文件。知情同意书是保障受试者的权益的重要措施。签知情同意书是研究者告知患者可影响其做出参加临床试验决定的各方面情况后,患者确认同意自愿参加临床试验的过程。该过程应当以书面的、签署姓名和日期的知情同意书作为文件证明。

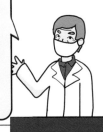

3号诊室

我们已经同意参加药物临床试验,签知情同意书还有什么意义吗?

签了知情同意书,说明研究者与您进行了详细的沟通,做到了知情。同时,也证明了您对药物临床试验充分了解了,自愿参加药物临床试验。可以说,意义重大。

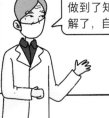

知情同意书必须签吗?有什么风险吗?

必须签,只有签了知情同意书,才能给你爸爸进行符合试验规范的检查,才能将你爸爸的治疗风险降到最低。

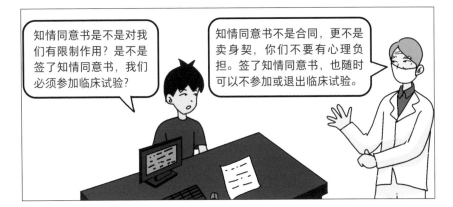

知情同意书是不是对我们有限制作用?是不是签了知情同意书,我们必须参加临床试验?

知情同意书不是合同,更不是卖身契,你们不要有心理负担。签了知情同意书,也随时可以不参加或退出临床试验。

老王一家人开始仔细阅读知情同意书。十分钟后，他们阅读完毕，回到了诊室，小王就没有理解的问题再次咨询医生。

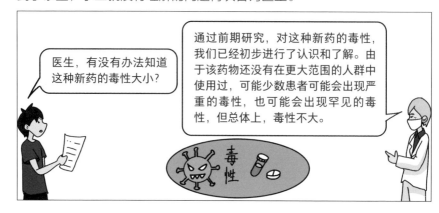

医生，有没有办法知道这种新药的毒性大小？

通过前期研究，对这种新药的毒性，我们已经初步进行了认识和了解。由于该药物还没有在更大范围的人群中使用过，可能少数患者可能会出现严重的毒性，也可能会出现罕见的毒性，但总体上，毒性不大。

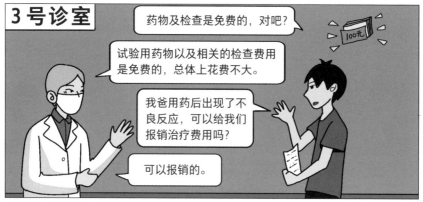

3号诊室

药物及检查是免费的，对吧？

试验用药物以及相关的检查费用是免费的，总体上花费不大。

我爸用药后出现了不良反应，可以给我们报销治疗费用吗？

可以报销的。

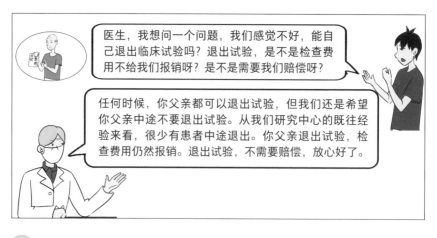

医生，我想问一个问题，我们感觉不好，能自己退出临床试验吗？退出试验，是不是检查费用不给我们报销呀？是不是需要我们赔偿呀？

任何时候，你父亲都可以退出试验，但我们还是希望你父亲中途不要退出试验。从我们研究中心的既往经验来看，很少有患者中途退出。你父亲退出试验，检查费用仍然报销。退出试验，不需要赔偿，放心好了。

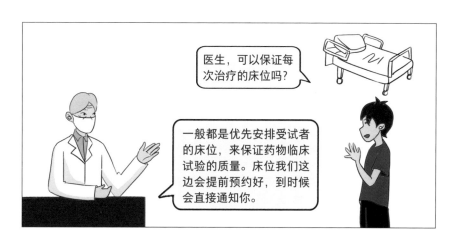

经过一家人的商量后，老王决定参加临床试验。

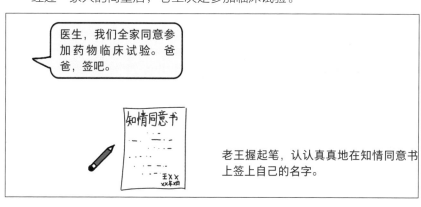

老王握起笔，认认真真地在知情同意书上签上自己的名字。

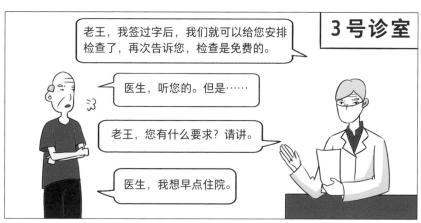

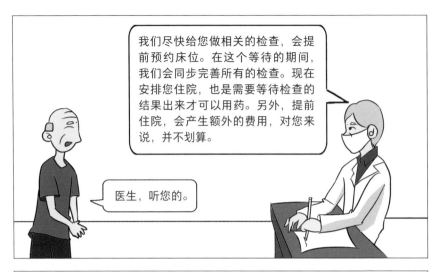

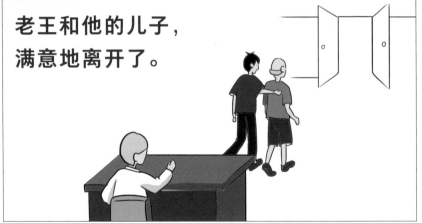

老王和他的儿子，满意地离开了。

    为了保障患者的权益，在签署知情同意书之前，患者必须充分知情，研究者必须做好应尽的责任。所有参加药物临床试验的患者，本人或委托人必须签署知情同意书。只有签署了知情同意书，患者方可进入筛查。只有筛查合格的患者，才有可能入组药物临床试验。

第五集

筛查（入组前检查）

引言

所有的肿瘤药物临床试验均要求患者必须符合一定的条件，也就是符合试验方案要求的所有入选标准，且不符合任一排除标准，才可以入组，在签署知情同意书之后，必须进入筛查（也就是入组前检查）。在整个药物临床试验过程中，对患者进行筛查的要求相当严格，将会淘汰不合格的患者。

老王签署了知情同意书后，研究者在规定的时间范围内，对老王进行详细的病史询问、体格检查，以及试验方案要求的各项检查。临床试验研究助手（clinical research cordinator, CRC）协助老王进行影像学和实验室检查。

决定参加药物临床试验后，研究助手（CRC）给老王一家介绍检查内容，以及注意事项。

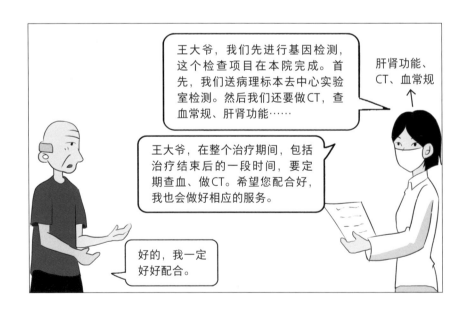

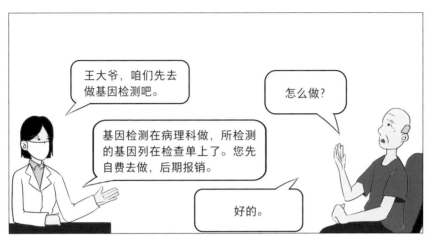

注：对于基因检测等检查，各医院情况不同，大多数医院不采用"受试者先自费、后期报销"的形式。

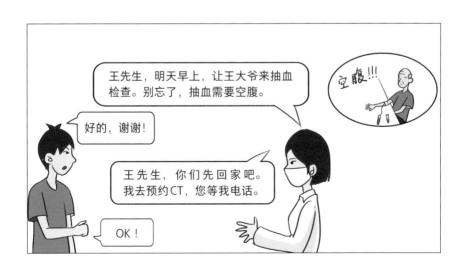

第二天，CRC协助老王进行抽血检查。因需进行多项指标检测，所以给老王抽了6管血。老王有点皱眉，有点紧张。

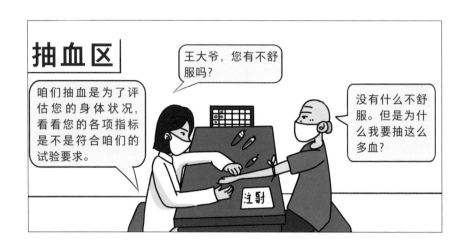

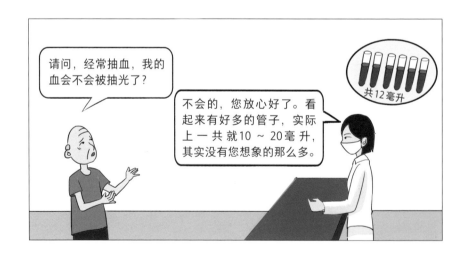

抽这么多血，都是试验要求的吗？

那抽这么多血有什么用处？

是的，我们会严格按照试验项目要求对您进行采血的，不会多抽的。

用处很多。治疗前，用于评估您的身体状况。治疗后，是为了看看药物对您有没有什么不良反应。我们知道，有些不舒服您可能能够感受到，但有些指标异常只能通过抽血检查的客观数据来看。通过检查血液，我们可以尽早发现问题，尽早对症处理。这样，治疗的安全性就会更高。

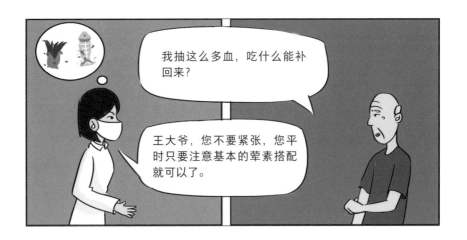

我抽这么多血，吃什么能补回来？

王大爷，您不要紧张，您平时只要注意基本的荤素搭配就可以了。

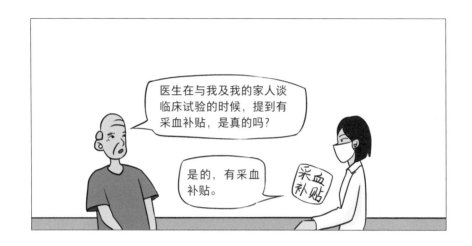

采血结束后，CRC给老王讲解下午要做的CT检查。老王对此也产生了一些困惑。

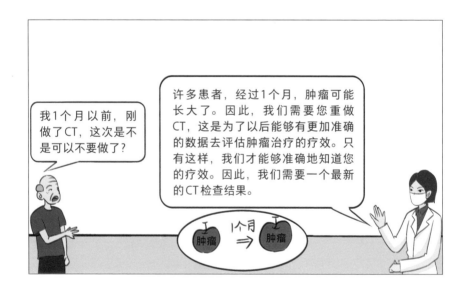

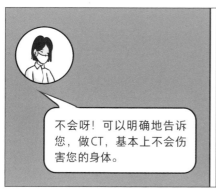

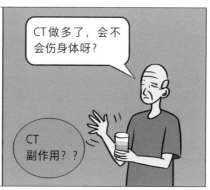

听到之后还有很多检查要做，老王有些苦恼。

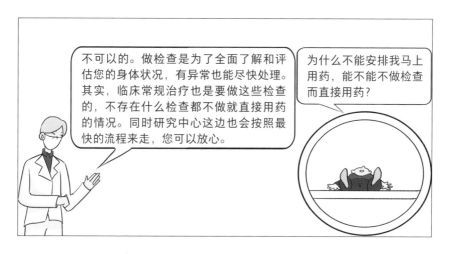

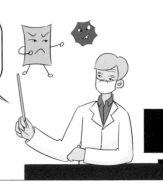

还有很重要的一点，做检查可用于评估药物的不良反应。

我明白了，我一定配合好。

医生，参加这个临床试验需要做基因检测，那我们能等基因结果出来后再做CT吗？

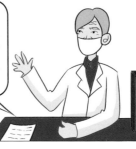

基因检测和CT检查，我们同步做。同步进行可以最大化节约时间，到时候基因检测结果出来没问题，就能直接用药治疗了。

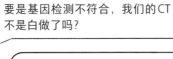

要是基因检测不符合，我们的CT不是白做了吗？

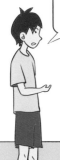

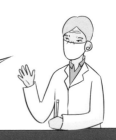

如果到时候基因检测结果不合适，CT也没有白做，常规治疗也是需要做CT的。另外，CT的费用是免费的。

几天后，研究助手拿到了老王的CT结果、验血结果等检查报告，各项报告均显示，老王符合临床药物试验的入选标准。

于是助手带着老王前往医生办公室。

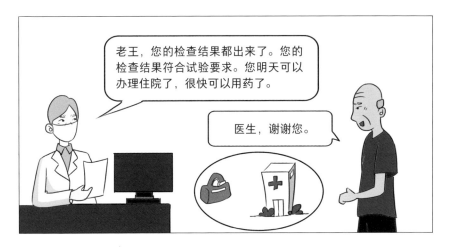

结语

药物临床试验多数是由很多组织或个人资助的，如制药公司、基金、志愿者组织、医院等，因此会为患者提供免费药品以及免费的相关检查，或是减免患者一部分的治疗费用，患者不会有太大的经济压力。

第六集

入组后治疗

引言

符合试验要求的患者，根据试验方案的不同，可能进入试验组，也可能进入对照组。在药物治疗过程中，若出现严重不良事件，或可疑且非预期的严重不良反应（suspicious and unexpected serious adverse reactions，SUSAR）等原因，患者可能出现药物减量、延迟用药，甚至停止用药（详见第八集）。

王大爷住院后，研究助手帮王大爷测量血压。

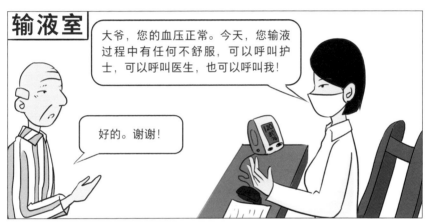

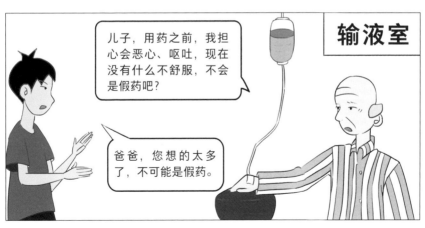

第二天，老王出现了恶心、脸色苍白、焦虑等症状。

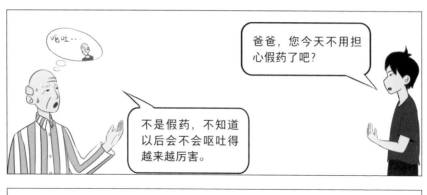

第1个周期治疗结束，老王按计划出院了。由于有药物反应，老王仍有点不舒服，但并不严重。

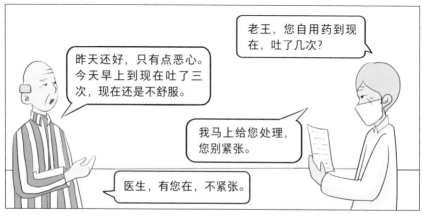

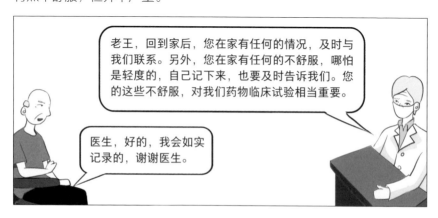

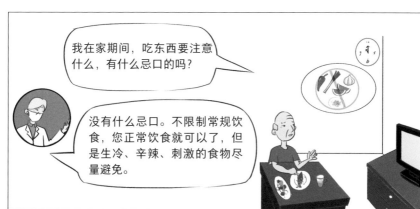

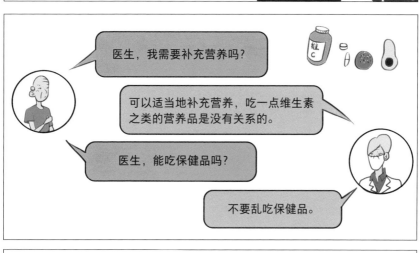

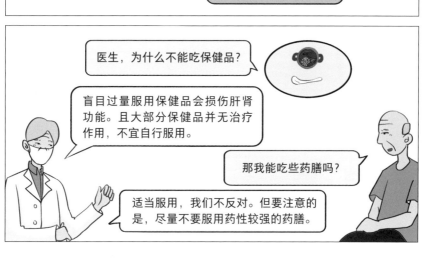

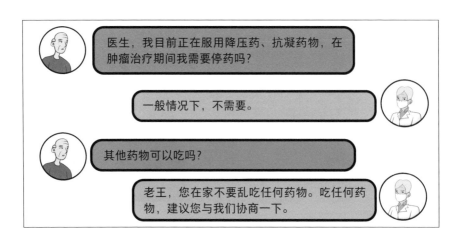

注：患者在治疗期间，只要服用与试验不相关的药物，均应该记录下来。我们把这些药物称为合并用药。

研究者一定要密切关注合并用药，我们对于合并用的药物与试验药物在体内是否存在相互作用，不一定认识得很清楚。乱用药物，可导致患者处于高风险的情况下。

第1个周期治疗2周后，CRC对老王进行电话随访。

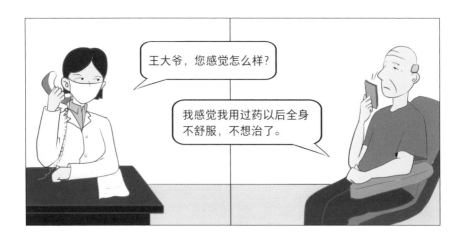

CRC将这个情况汇报给了研究医生，医生很快与老王进行了联系和沟通。

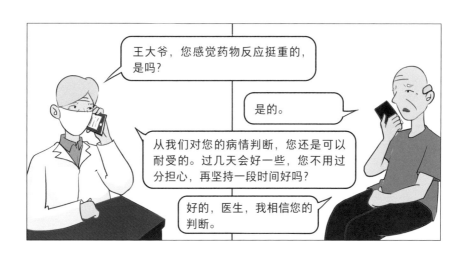

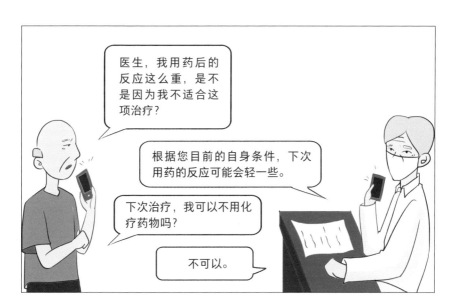

医生，我出现的不舒服正常吗？

化疗药会有不同程度的不良反应，相信您也做过了解。您的不舒服是治疗药物常见的不良反应，但是这很正常，暂时不需要处理。

到了什么程度，需要处理？

判断您的不舒服，我们有统一的国际标准。若您的不舒服到了需要处理的时候，我们会针对您的不舒服进行对症治疗，尽可能减少您的不适。

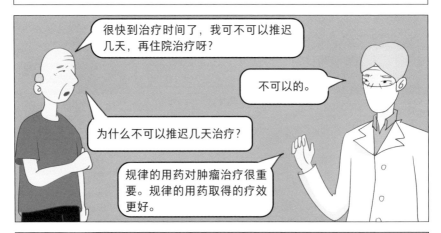
很快到治疗时间了，我可不可以推迟几天，再住院治疗呀？

不可以的。

为什么不可以推迟几天治疗？

规律的用药对肿瘤治疗很重要。规律的用药取得的疗效更好。

不良反应这么大，我以后能不积极治疗吗？

不可以，不积极治疗，疗效也不好。

第一次用药，我感觉不良反应还是很大的，我能换药吗？

您可以换药，但谁也不能保证，您换的药物更有效。

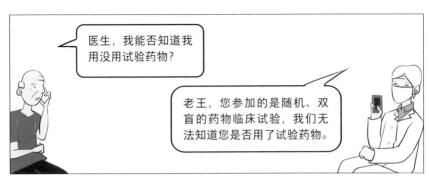

与医生进行了充分的沟通之后，3周后，王大爷如期开始了第2个周期的治疗。这日，老王又来复诊了。

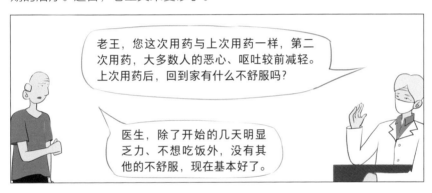

第2个周期的不良反应较轻，老王的心情放松了下来，也找到了生活的乐趣，常常高兴地与朋友们聊天，相约棋局。

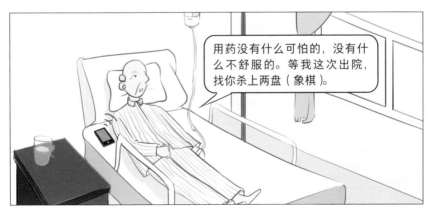

很快，老王完成了第2个周期的治疗，顺利出院了。

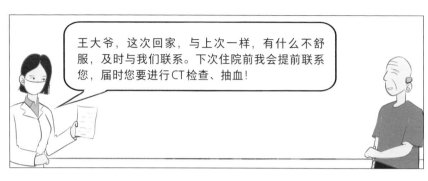

第3个治疗周期开始前后，老王的检查结果出来了，CT显示肿瘤明显缩小，其他检查也未见明显异常。老王信心大涨，并坚持治疗了7个周期。

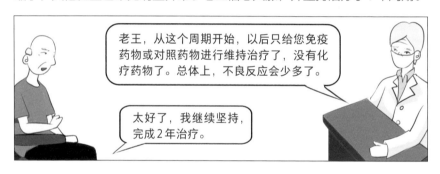

两年的治疗时间转瞬即逝……

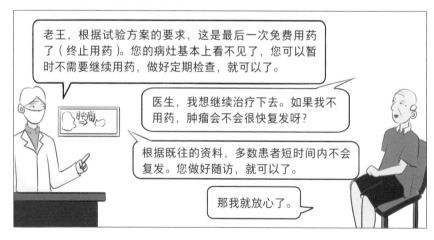

药物剂量调整和延迟给药

　　参加肿瘤药物临床试验的患者，部分患者完全按照方案要求接受治疗，比如图中的老王；然而，部分患者由于发生不良事件，或者SUSAR等原因，出现了药物剂量调整、延迟给药等情况。在许多临床试验中，药物剂量调整和延迟给药，比较常见。

　　药物剂量调整：许多患者在治疗过程中，试验药物的剂量需要调整，在开展每一项药物临床试验之前，会制定药物剂量调整标准，并将该标准写入试验方案中。所有研究者均需要严格按照该标准执行，不可以任意进行剂量调整。对于每一位患者，基本上是剂量减低，原则上不允许剂量上调。

　　延迟给药：在药物临床试验过程中，许多患者会出现延迟给药，大多数是由于发生不良事件，或SUSAR。延迟给药的要求和规定，在试验开始前已制定好，并在试验方案中给予说明。研究者不可以任意延迟给药，一定要按照方案中的规定执行。

结语

　　入组后治疗是整个药物临床试验的最重要环节。在该环节中，除了严格按照试验方案的要求给予准确的药物治疗外，研究者还需要对部分不能耐受的患者及时进行药物剂量调整、延迟用药。另外，研究者务必要做好观察及评估，还要做好患者的心理工作，解答好患者在治疗过程中提出的各种问题。

第七集

疗效评估和不良反应的观察

判断肿瘤药物的临床试验效果，也就是药物的疗效评估，与非肿瘤药物不同，有其自己的独特性。最常采用的影像学评估方法为CT，少数用MRI或PET-CT。

不良事件是指受试者接受试验用药物后出现的所有不良医学事件，可以表现为症状、体征、疾病或者实验室检查异常，但不一定与试验用药物有因果关系。在实际工作中，为了便于与患者交流，我们也会将不良医学事件称为不良反应。

严重不良事件是指受试者接受试验用药物后出现死亡、危及生命、永久或者严重的残疾或者功能丧失、受试者需要住院治疗或者延长住院时间，以及先天性异常或者出生缺陷等不良医学事件。严重不良事件是需要重点关注的。

自老王开始治疗后，老王一直想知道自己的治疗是否有效。

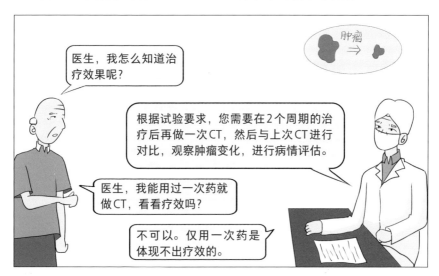

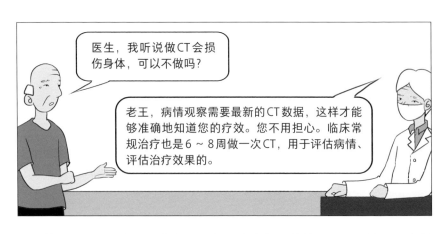

第3个周期治疗后，检查发现老王的白细胞数值低，需要处理。也就是说，老王出现了不良反应。

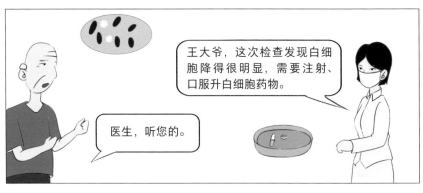

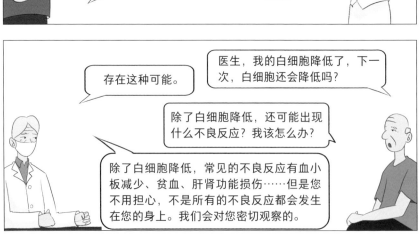

医生，不良反应能尽早发现吗？

老王，放心吧。我们除了定期检查血常规、肝肾功能、胸腹部CT外，还会根据您的需要进行相应的检查。会第一时间发现不良反应并进行处理的。

医生，您能说得具体一点吗？

比如您出现心慌，我们首先会给您做个心电图检查，还可能做超声心动图、心肌酶谱，以尽早发现病因，并进行治疗。

第5个周期的治疗时间到了，老王又来住院了。

医生，最近2周，我提不起精神，感觉有点乏力。

老王，我们初步考虑与甲状腺功能减退有关，我们给您查一下甲状腺功能。

老王，结果出来了，您的甲状腺激素水平降低，可能与试验药物相关。该不良反应不影响疗效。我们会给您治疗。

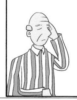

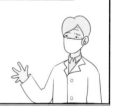

6个周期治疗后，老王又做了CT等检查。

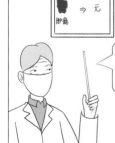

老王，CT上看不到肿瘤了，疗效很好。

医生，谢谢！

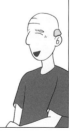

肿瘤疗效评价

完全缓解（complete response, CR）：治疗后病变完全消失，或不可测量病变的所有症状、体征完全消失，骨转移X射线及骨显像等检查中病变完全消失，至少持续4周以上的状态。

部分缓解（partial response, PR）：治疗后肿块缩小率达50%以上，无新病灶或病变进展，骨转移溶骨性病灶部分缩小，成骨性病变密度减低，持续时间不少于4周的状态。

疾病稳定（stable disease, SD）：治疗后病灶持续存在，但其大小改变既未达到部分缓解（PR）也不符合疾病进展（PD）标准的状态。

疾病进展（progressive disease, PD）：治疗后有新病灶出现或原有病变增大或估计增大25%以上，骨转移原有病变扩大或出现新病变的状态。

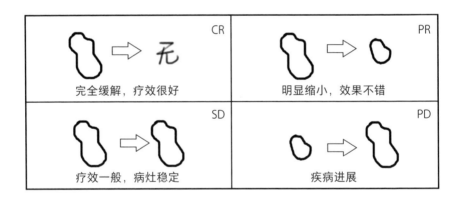

结语

在整个药物临床试验过程中，疗效评估及不良反应的观察相当重要。在肿瘤药物临床试验中，对于出现的所有不良反应，不论轻重，均需给予重视，均需要对不良反应进行记录和评估。为了便于观察药物不良反应以及临床处理，研究者将对所有的不良反应进行分级，临床上，常用的分级标准为不良反应通用术语标准（CTCAE）分级。

第八集

终止用药

　　用药过程中，患者可能因严重不良事件，或者明显的不良事件而停止用药。然而，更多的患者根据试验方案要求而停止用药。

　　很快，老王参加临床试验满两年了，病情得到了很好的控制。根据试验方案的要求，老王将停止用药，申办方将终止提供试验药物。

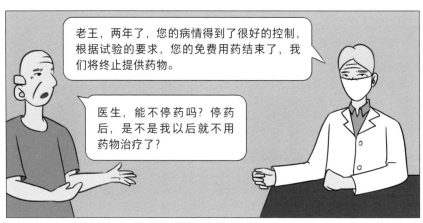

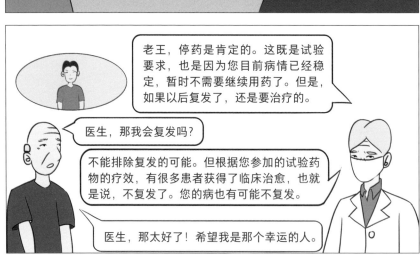

医生，那我怎么知道我会不会复发？我担心会耽误病情。

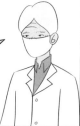

老王，这是我们共同关心的问题。您虽然暂时不用药了，但我的助手会对您密切随访，会提醒您何时进行复诊和检查。我们也会密切关注您后续的检查结果。您不必太过于担心，做好复查及随访就好了。

医生，是不是我之后不能再用这种免费药物了？

是的，但是我们仍会关注您的病情变化。另外，只要没有通知您终止试验，您的检查依然是免费的。

我能不能自己买药治疗？

根据试验方案要求，在复发之前，您暂时不用进行抗肿瘤治疗，无需服药。

在随访期间，我能吃中药吗？

原则上，也不支持您吃中药，特别是抗肿瘤中药。您若要口服中药，一定要提前告知我们。

医生，这两年来，谢谢您及您的团队。

老王，您不用客气。您不但获得了免费药物，更重要的是，您为医学做了贡献。

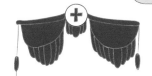

老王用药满两年，获得了较好的疗效，还是比较幸运的。而同样参加该试验的老张，却没有这么好的运气了。

经过4个周期的治疗，医生告诉老张到了检查的时间，同时对老张的病情进行了问诊及体检。

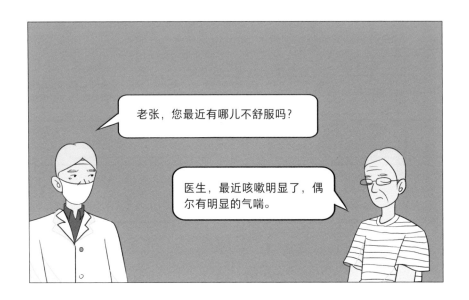

几天后，老张的检查结果出来了，结果显示肿瘤增大了。

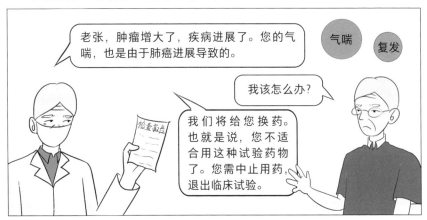

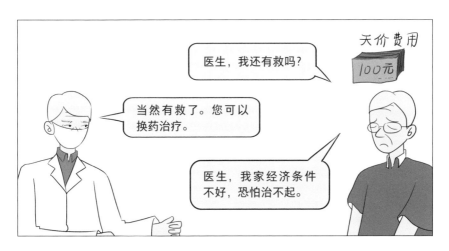

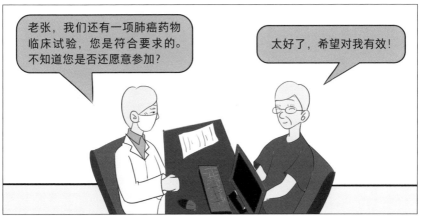

　　由于老张已经参加了一项药物临床试验，我们与老张谈知情同意比较简单，老张很快就签署了知情同意书，没多久老张入组了。

　　这次，老张的治疗有效了，老张开心地笑了。

- **补充知识** -

1. 终止治疗标准

如果出现以下一种及一种以上情况，该受试者须退出/终止治疗：

① 依据实体瘤临床疗效评价标准RECISTv1.1，经影像学检查确

认疾病进展。注意，有其他证据表明明确的疾病进展或恶化，经研究者判定不适宜继续接受研究药物治疗。

② 累计治疗达到24个月（无影像学进展）。

③ 受试者发生不能耐受的不良事件或严重不良事件，经研究者判定不适宜继续接受研究药物治疗。

④ 研究者或受试者认为终止治疗符合受试者的最大利益。

⑤ 研究药物推迟用药时间较长，超过了方案要求的标准。

⑥ 在研究期间，接受任何禁止的合并治疗，影响安全性和有效性的判断。

必须在电子病例报告表（eCRF）中记录终止治疗的理由。终止治疗的受试者将继续完成研究随访，除非受试者撤回知情同意。

2. 退出试验标准

如果在本研究过程中发生以下情况之一，则属于受试者退出研究：

① 死亡。

② 受试者决定撤回知情同意，拒绝进行后续的任何随访以及任何医疗及生存信息。

③ 失访。

④ 申办方决定终止研究。

⑤ 受试者依从性差，影响疗效和安全性评估。

⑥ 严重偏离或违反方案，并对药物安全性或有效性评价造成影响。

⑦ 因各种原因导致不能继续按时完成随访。

结语

根据试验方案要求，到了规定的时间，患者必须退出药物临床试验，同时申办方也不再提供试验用药物。值得注意的是，若患者想继续用药，可与申办方沟通，有的申办方会继续免费提供药物的。

第九集

终止用药后的随访及试验终止

虽然终止了试验用药物，但是根据试验方案要求，需要进行终止用药后的随访。首先，需要对患者进行随访，除了关注不良事件（安全性）的发展变化，更重要的是获得患者是否复发、何时复发，以及患者是否存活等的信息。药物临床试验的多项指标，需要从停药后的随访中获得。因此，随访在肿瘤药物临床试验中是极其重要的，一定要做好终止用药后的随访。

老王病情稳定，已终止用药，进入随访期。

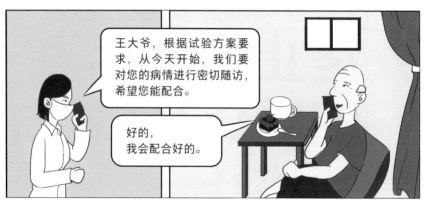

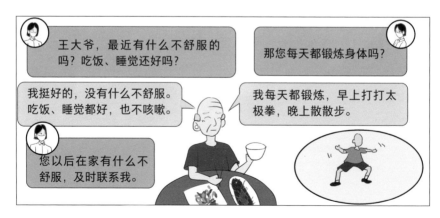

随访期间，老王每天锻炼、吃好睡好，按时吃降压药物、测量血压，并做好记录。

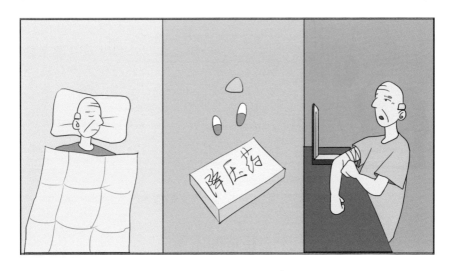

停药后6周，老王复查后显示病情稳定，此后CRC一直随访关注。直到第6次复查（停药36周后），CT显示肺部病灶增大，提示疾病进展，这意味着老王病情复发了。

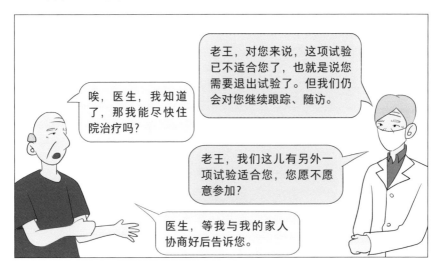

老王与家人商量过后……

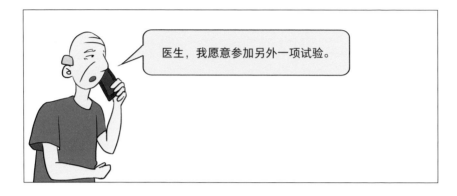

医生，我愿意参加另外一项试验。

于是，老王参加了第二项临床试验，老王的故事将会继续……

-------------------------------- **补充知识** --------------------------------

提前终止试验

当出现以下几种情况时，可提前终止试验。

① 研究者发现试验药物的严重安全性问题。

② 试验出现重大失误，由主要研究者及申办者评估后，可提前终止。

③ 行政管理部门撤销试验。

④ 申办方提出终止。

结语

停止用药后的随访在整个药物临床试验过程中，占有很重要的地位。这需要患者进行很好的配合。若患者不能很好地配合，将会对试验的结果产生重大的影响，导致试验的结果不理想。

试验终止，是指整个药物临床试验的终止。参加药物临床试验患者的试验终止，更多地采用"试验退出"这一术语。

第十集

药物临床试验基础知识

药物临床试验的专业性很强，除了注重科学原则之外，更注重伦理原则。为了更好地开展药物临床试验，需要掌握和了解更多的药物临床试验相关的基础知识。

教室里，教授正在与学生们就临床试验的相关问题进行学习和讨论，让我们来听听他们在聊什么吧！

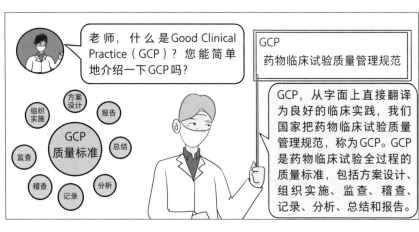

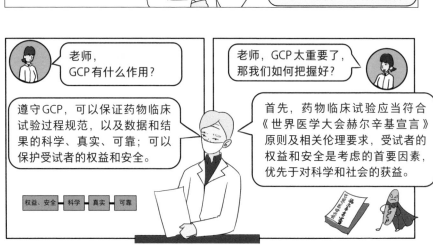

老师，我又明白了一些。保护受试者的权益有哪些措施？

伦理审查与知情同意是保护受试者权益的重要措施。在整个药物临床试验过程中，我们一定要遵守GCP的要求。

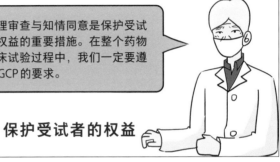

伦理审查

知情同意

保护受试者的权益

老师，GCP如何做到保护受试者的安全？

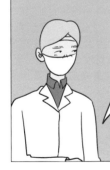

GCP中有多项条款规定，申办者应保护受试者的安全。
主要有以下几点：
① 申办者是药物临床试验安全性信息监测与非预期严重不良反应报告的责任主体。
② 申办者负责药物试验期间试验用药物的安全性评估。
③ 申办者应当按照要求和时限报告药物不良事件等。

老师，除此之外，能否谈谈伦理委员会是如何对受试者进行保护的？

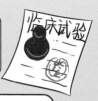

伦理委员会会从多个方面保护受试者，比如：
① 伦理委员会的职责是保护受试者的权益和安全，应当特别关注弱势受试者。
② 伦理委员会应当关注并明确要求研究者及时报告：临床试验实施中为消除对受试者紧急危害的试验方案的偏离或者修改；增加受试者风险或者显著影响临床试验实施的改变；所有可疑且非预期严重不良反应；可能对受试者的安全或者临床试验的实施产生不利影响的新信息。
③ 伦理委员会有权暂停、终止未按相关要求实施，或者受试者出现非预期严重不良反应的临床试验。

研究者如何对受试者进行保护？

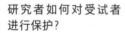

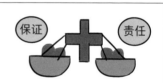

① 研究者应当给予受试者适合的医疗处理；研究者为临床医生或者授权临床医生需要承担所有与临床试验有关的医学决策责任。
② 在临床试验和随访期间，对于受试者出现与试验相关的不良反应，包括有临床意义的实验室检查异常时，研究者和临床试验机构应当保证受试者得到妥善的医疗处理，并将相关情况如实告知受试者。
③ 研究者意识到受试者存在合并疾病需要治疗时，应当告知受试者，并关注可能干扰临床试验结果或者受试者安全的合并用药。

除了上述之外，临床试验机构是如何对受试者进行保护的？

《药品注册管理办法》第30条指出，"药物临床试验中出现大范围、非预期的严重不良反应，或者有证据证明临床试验用药品存在严重质量问题时，申办者和药物临床试验机构应当立即停止药物临床试验"，也是为了保护受试者安全。
这也是临床试验机构的一项职责。

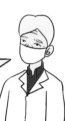

药物临床试验中出现大范围、非预期的严重不良反应，或者有证据证明临床试验用药品存在严重质量问题时，申办者和药物临床试验机构应当立即停止药物临床试验。

老师，您能讲一下药物与药品的不同吗？

药物是指用于疾病的预防、治疗和诊断的物质，凡能影响机体器官生理功能及细胞代谢活动的物质都属于药物。而药品是指用于疾病的预防、治疗和诊断，有目的地调节人的生理功能并规定有适应证或者功能主治、用法和用量的物质，包括中药、化学药和生物制品等。药物与药品，还是具有一定区别的。

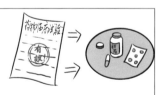

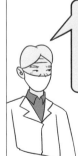

药物经过临床试验验证后证实有效，经过相关部门批准后，方可上市，称为药品。早些时候，临床试验，我们称为药品临床试验，现在称为药物临床试验。

明白了，谢谢老师。

老师，您能介绍一下ECOG吗？

ECOG是美国东部肿瘤协作组（Eastern Cooperative Oncology Group）的英文首字母缩写。

老师，什么是体能状况？

体能是通过力量、速度、耐力、协调、柔韧、灵敏等表现出来的基本的运动能力。体能状况，英文是performance status，缩写为PS，可以理解为体能的整体状况。

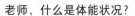

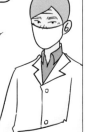

老师，您能介绍一下ECOG体能状况（ECOG PS）评分的标准吗？

ECOG体能状况评分分为0分、1分、2分、3分、4分、5分，共6级。制定ECOG体能评分标准的目的是根据患者的体能状况来了解患者一般健康状况和对治疗的耐受能力。

我们的肿瘤药物临床试验，对体能状况评分有什么要求？

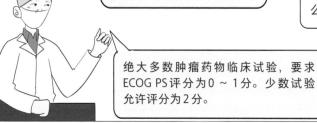

绝大多数肿瘤药物临床试验，要求ECOG PS评分为0～1分。少数试验允许评分为2分。

老师，什么是生活质量？如何评估生活质量？

生活质量（quality of life, QOL），也称为生命质量、生存质量等。生活质量评估采用生活质量评分表进行，目前肿瘤患者采用专用生活质量评分表，比如EORTC QLQ-C30（V3.0）、EORTC QLQ-OV28两种工具表。

EORTC QLQ-C30 V3.0

生活质量

EORTC QLQ-OV28

老师，能介绍一下药物临床试验的分期吗？

药物临床试验一般分为Ⅰ、Ⅱ、Ⅲ、Ⅳ期临床试验和药物生物等效性试验以及人体生物利用度试验。

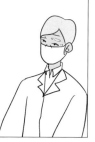

老师，Ⅰ期临床试验的风险是不是很高啊？

Ⅰ期临床试验存在较高的风险，但基于目前的科研条件以及现代医学的进展，Ⅰ期临床试验的风险较既往降低了。

Ⅰ期临床试验风险

什么是Ⅰ期临床试验？

指初步进行临床药理学及人体安全性评价试验。Ⅰ期临床试验其目的是研究人体对药物的耐受程度，并通过药代动力学研究，了解药物在人体内的吸收、分布、代谢消除，为制定给药方案提供依据，以便进一步进行治疗试验。

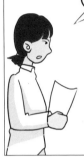

老师，肿瘤药物常开展 Ib 期临床试验，能介绍一下 Ib 期临床试验吗？

Ib 期临床试验，主要是在 Ia 期基础上开展的，Ia 试验中发现有效剂量后，为了验证该有效剂量，对有效剂量增加患者例数，进一步验证。

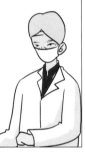

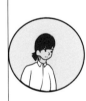

老师，能介绍一下 II 期临床试验吗？

II 期临床试验是治疗作用的初步评价阶段，其目的是初步评价药物对目标适应证患者的治疗作用和安全性，也包括为 III 期临床试验研究设计和给药剂量方案的确定提供依据。

老师，能介绍一下 III 期临床试验吗？

III 期临床试验为治疗作用验证阶段。其目的是进一步验证药物对目标适应证患者的治疗作用和安全性，评价利益与风险，最终为药物注册申请的审查提供充分的依据。

治疗作用　安全性　利益与风险

III 期临床试验

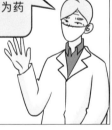

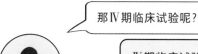

那IV期临床试验呢？

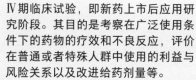

IV期临床试验，即新药上市后应用研究阶段。其目的是考察在广泛使用条件下的药物的疗效和不良反应，评价在普通或者特殊人群中使用的利益与风险关系以及改进给药剂量等。

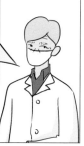

利益？

风险？

老师，您还能给我们介绍一下，什么是生物等效性试验吗？

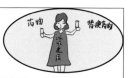

药物   替换药物

首先我们要了解什么是生物等效性（BE），BE是指在相同试验条件下，给予相同剂量的两种药学等效制剂，其活性成分吸收程度和速度无显著差异的现象。进行BE的试验，也就是生物等效性试验。

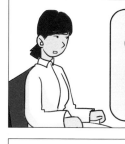

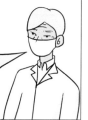

老师，什么是药代动力学试验？

药代动力学是定量研究药物（包括外来化学物质）在生物体内吸收、分布、代谢和排泄等规律。药代动力学已成为一门学科。开展研究药物药代动力学的试验，即药代动力学试验。

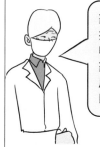

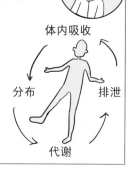

体内吸收

分布

排泄

代谢

老师，感谢您给我们讲解这么多。我们希望您能给我讲解更多的药物临床试验知识。比如什么是知情同意？

老师，您在前面的讲解中，提到知情同意书。能简单地介绍一下知情同意书吗？

知情同意（informed consent, IC）是指受试者被告知可影响其做出参加临床试验决定的各方面情况后，确认同意自愿参加临床试验的过程。该过程应当以书面的、签署姓名和日期的知情同意书作为文件证明。

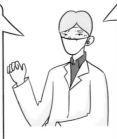

知情同意书（informed consent form, ICF）是受试者自愿参加某一项试验的文件证明。ICF包含试验性质、试验目的、可能的受益和危险、可供选用的其他治疗方法以及符合《赫尔辛基宣言》规定的受试者的权利和义务，使受试者充分了解后表达其同意。

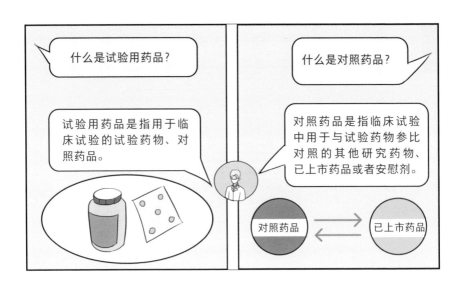

什么是试验用药品？

试验用药品是指用于临床试验的试验药物、对照药品。

什么是对照药品？

对照药品是指临床试验中用于与试验药物参比对照的其他研究药物、已上市药品或者安慰剂。

对照药品　　已上市药品

什么是不良事件？

不良事件是指受试者接受试验用药品后出现的所有不良医学事件，可以表现为症状体征、疾病或者实验室检查异常，但不一定与试验用药品有因果关系。

什么是严重不良事件？

严重不良事件，指受试者接受试验用药品后出现死亡、危及生命、永久或者严重的残疾或者功能丧失、受试者需要住院治疗或者延长住院时间，以及先天性异常或者出生缺陷等不良医学事件。

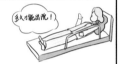
多久才能出院！

什么是药物不良反应？

药物不良反应，是指临床试验中发生的任何与试验用药品可能有关的对人体有害或者非期望的反应。试验用药品与不良事件之间的因果关系至少有一个合理的可能性，即不能排除相关性。

SUSAR 是指什么？

指可疑且非预期严重不良反应，是指临床表现的性质和严重程度超出了试验药物研究者手册、已上市药品的说明书或者产品特性摘要等已有资料信息的可疑并且非预期的严重不良反应。

试验药物研究者手册
？？

老师，什么是盲法？

盲法/设盲（blinding/masking），是指按照试验方案的规定，对于开展的临床试验，参与研究的受试者或研究者或其他有关工作人员均不知道受试者被分配至试验组或对照组，也就是说对受试者接受的治疗用药物不知道。值得注意的是，监查员在盲法试验中必须自始至终地保持盲态，从而避免对试验结果造成人为干扰。

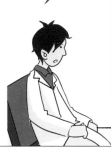

什么是单盲？

单盲一般是指受试者不知道。

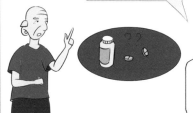

什么是双盲？

双盲一般是指受试者、研究者、监查员以及数据分析人员均不知道治疗分配。

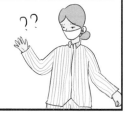

没有揭盲前，我们无法知道受试者用的是试验药物，还是对照药。

老师，我们怎么知道患者用的是试验药物，还是对照药物？

什么是试验方案？

试验方案是指说明临床试验目的、设计、方法学、统计学考虑和组织实施的文件。方案必须由参加试验的主要研究者、研究机构和申办者签章并注明日期。

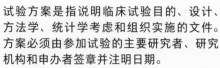

补充知识

ECOG体能状况评分（0~5分）

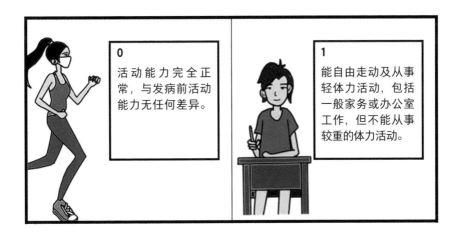

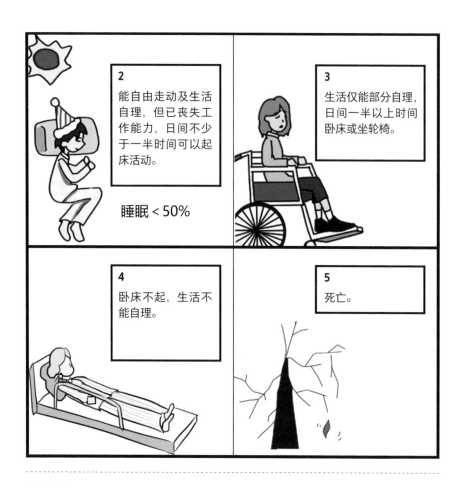

2

能自由走动及生活自理，但已丧失工作能力，日间不少于一半时间可以起床活动。

睡眠 < 50%

3

生活仅能部分自理，日间一半以上时间卧床或坐轮椅。

4

卧床不起，生活不能自理。

5

死亡。

结语

　　掌握和了解更多的药物临床试验相关的基本知识，对更好地开展药物临床试验很有帮助。作为研究者，除了上述的基本知识外，还有更多的知识需要掌握，比如可疑且非预期严重不良反应（SUSAR）、质量控制、标准操作规程（SOP）等，只有这样，才能将药物临床试验开展得更好。

第十一集

研究相关
人员

引言

一项药物临床试验需要多位科研人员、多个团队相互合作，才能完成。要做好临床试验，需要一支专业化的队伍，其中，研究者起到十分重要的作用。当然，一项药物临床试验的完成离不开好的研究科室。本集内容将对研究相关人员的名词进行简单介绍。

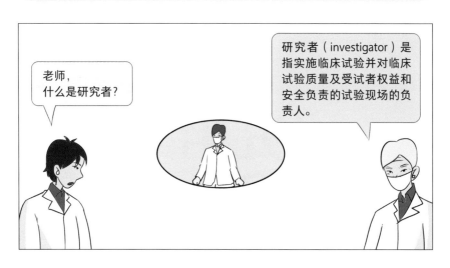

老师，什么是研究者？

研究者（investigator）是指实施临床试验并对临床试验质量及受试者权益和安全负责的试验现场的负责人。

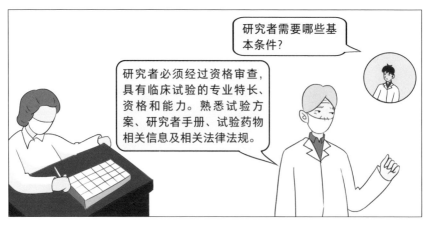

研究者需要哪些基本条件？

研究者必须经过资格审查，具有临床试验的专业特长、资格和能力。熟悉试验方案、研究者手册、试验药物相关信息及相关法律法规。

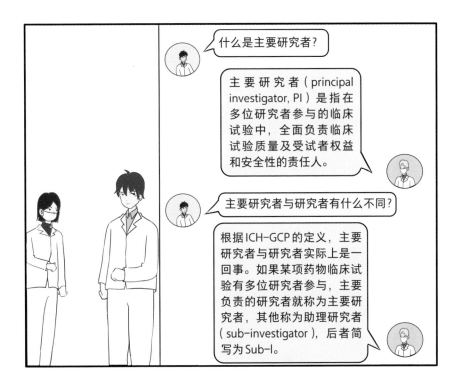

什么是主要研究者？

主要研究者（principal investigator, PI）是指在多位研究者参与的临床试验中，全面负责临床试验质量及受试者权益和安全性的责任人。

主要研究者与研究者有什么不同？

根据ICH-GCP的定义，主要研究者与研究者实际上是一回事。如果某项药物临床试验有多位研究者参与，主要负责的研究者就称为主要研究者，其他称为助理研究者（sub-investigator），后者简写为Sub-I。

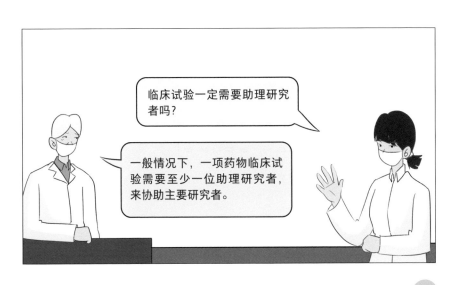

临床试验一定需要助理研究者吗？

一般情况下，一项药物临床试验需要至少一位助理研究者，来协助主要研究者。

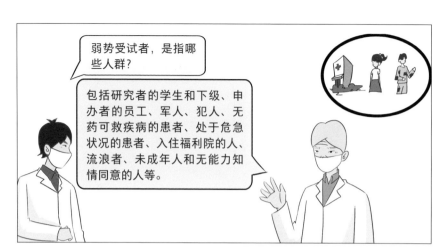

弱势受试者，是指哪些人群？

包括研究者的学生和下级、申办者的员工、军人、犯人、无药可救疾病的患者、处于危急状况的患者、入住福利院的人、流浪者、未成年人和无能力知情同意的人等。

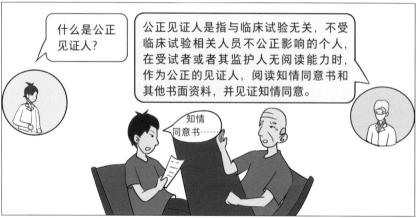

什么是公正见证人？

公正见证人是指与临床试验无关，不受临床试验相关人员不公正影响的个人，在受试者或者其监护人无阅读能力时，作为公正的见证人，阅读知情同意书和其他书面资料，并见证知情同意。

知情同意书……

结语

　　做好药物临床试验，离不开多个相关部门的合作，除了研究科室、研究机构、伦理委员会之外，还有新药研发合同外包服务机构（contract research organization, CRO）、临床监查员（clinical research assistant, CRA）、临床研究协调者（clinical research coordinator, CRC）、临床试验现场管理组织（site management organization, SMO）。另外，为了药物临床试验的质量保证，少不了监查、稽查等相关人员。

第十二集

药物临床试验机构与伦理委员会

开展药物临床试验，离不开药物临床试验机构与伦理委员会两个重要的部门。药物临床试验开展的好坏，这两个部门起到相当重要的作用。

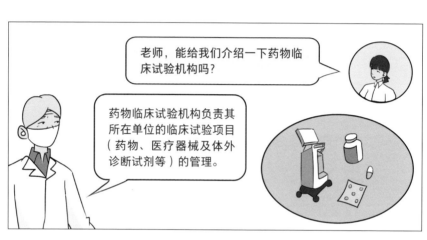

老师，能给我们介绍一下药物临床试验机构吗？

药物临床试验机构负责其所在单位的临床试验项目（药物、医疗器械及体外诊断试剂等）的管理。

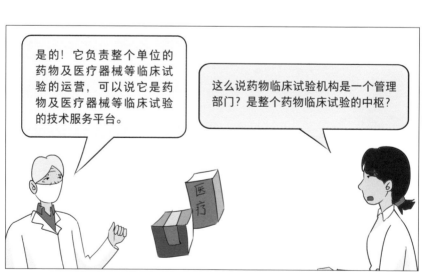

是的！它负责整个单位的药物及医疗器械等临床试验的运营，可以说它是药物及医疗器械等临床试验的技术服务平台。

这么说药物临床试验机构是一个管理部门？是整个药物临床试验的中枢？

老师，什么是伦理委员会？是管理部门吗？

老师，伦理委员会的职责是什么？

伦理委员会（ethics committee, EC）是指由医学专业人员及其他背景人员（包括法律专家及非医务人员）组成的委员会。伦理委员会不是一个管理部门。

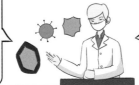

通过独立地审查、同意、跟踪审查试验方案及相关文件，获得和记录受试者知情同意所用的方法和材料等，确保受试者的权益、安全受到保护。也可以理解为，伦理委员会的职责为核查临床试验方案及附件是否合乎道德，并为之提供公众保证，确保受试者的安全、健康和权益受到保护。

老师，伦理委员会受药物临床试验机构的管理吗？

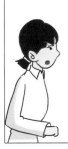

伦理委员会不受药物临床试验机构的管理，是一个独立的部门。伦理委员会的组成和一切活动不应受临床试验组织和实施者的干扰或影响。

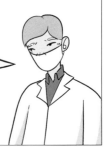

老师，我明白了，谢谢！

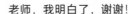

结语

　　药物临床试验机构与伦理委员会是两个重要的部门，一般情况下，患者是接触不到的。但作为幕后英雄，对于患者而言，却是极其重要的。

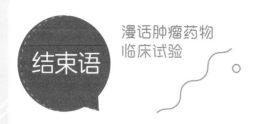

结束语

漫话肿瘤药物
临床试验

在这里，我们很高兴地告诉各位参加药物临床试验的患者，参加药物临床试验对医学的发展极其重要。参加药物临床试验的患者（受试者）做了一件可能在未来会帮到别人的事，您所做的事情对推动科学发展和医学的进步有重大意义。

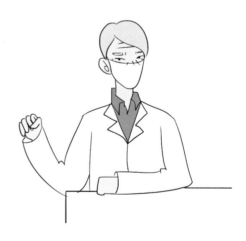